MAL DE VÉNUS.

AVIS INDISPENSABLE.

Les personnes distinguées par leurs vertus et leurs talens, qui recevront (franc de port) un exemplaire de cet opuscule, loin de s'effaroucher de son titre, doivent être persuadées que l'auteur en fesant ce léger sacrifice en leur faveur, n'a eu d'autres motifs que de mériter leurs suffrages, et de donner une plus grande publicité à une découverte, qui, sous le rapport des bonnes mœurs, et celui du bonheur social, doit intéresser tous les pères de famille, tous les amis de l'humanité.

DE L'IMPRIMERIE D'ABEL LANOE.

MAL DE VÉNUS.

—

QUATRIÈME ÉDITION.

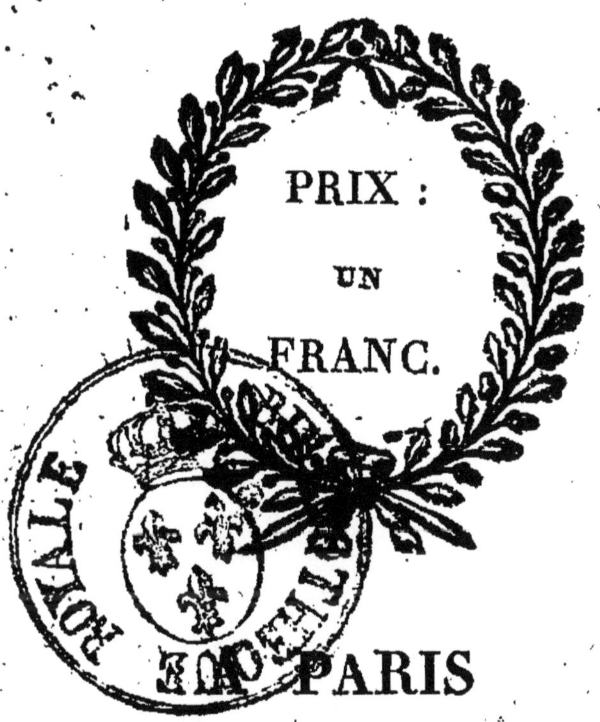

PARIS

Chez l'AUTEUR, Médecin consultant
pour toutes les maladies chroniques,
Quai des Grands-Augustins, n.º 37.

—

Avril 1821.

L'AUTEUR

A

MM. LES CONSEILLERS D'ÉTAT

MAÎTRES DES REQUÊTES

AU DÉPARTEMENT DE LA POLICE EN 1814.

MESSIEURS,

Toute loi qui porte atteinte aux propriétés, et surtout à la propriété sacrée du génie, ne peut être que l'ouvrage d'un tyran. C'est la verge de fer, qui, tôt ou tard, plie ou rompt dans la main du cyclope qui la forgea.

Les Bourbons ne rendirent jamais de décrets contre les auteurs de remèdes secrets; au contraire, Louis XIV acheta à Helvétius, médecin, le secret de la racine d'Ipécacuanha, et aux Jésuites celui de l'écorce du Pérou.

Philippe, duc d'Orléans, régent

du royaume, acheta le secret du Kermès minéral aux Chartreux, et le fit publier en 1720.

Louis XVI fit l'acquisition du remède de madame Nouffer, contre le Tenia ou ver solitaire.

Reçu docteur en Médecine, depuis le 30 novembre 1780, dans une des plus célèbres Facultés de l'Europe, la Faculté de Montpellier ; auteur de plusieurs ouvrages et de nombreuses découvertes dans la science des accouchemens, je crois avoir de justes droits à votre justice, à votre bienveillance et à votre protection.

J'ai l'honneur d'être avec le plus profond respect,

MESSIEURS,

Votre très-humble et très-dévoué serviteur ,

SACOMBE , Médecin.

RÉPONSE

DE

MM. LES CONSEILLERS D'ÉTAT.

Un savant distingué, l'un de Messieurs les Maîtres des Requêtes, M. Héricard de Thury*, m'invita à passer dans son cabinet et me dit, au nom de MM. ses collègues :*

« Vous pouvez, Monsieur*, aller en avant. Les Bourbons toujours justes, toujours eux-mêmes savent respecter les personnes et les propriétés.*

Artium Rex ingenium ; Regina, experientia ;
Tyrannus, Chicou.

Ita affecti sumus, ut nihil æquè magnam apud nos admirationem occupet quàm homo fortiter miser.

Nous sommes organisés de telle sorte que rien au monde ne nous paraît plus digne d'admiration, qu'un homme qui sait être malheureux avec courage.

Sénèque.

A MON AMI

Le Docteur SACOMBE, Médecin de la Faculté de Montpellier, ancien professeur de Médecine théorique et pratique d'accouchemens au Louvre, salle des DUCS ET PAIRS; fondateur de l'École anti-césarienne de Paris, sous les auspices du gouvernement; chevalier de l'ordre du mérite, et membre de plusieurs sociétés savantes, etc.

———

SACOMBE, l'infernale Envie,
Autour de toi, depuis trente ans,
Trente ans d'une immortelle vie,
Fait siffler ses hideux serpens.
Ainsi, victimes de sa haine,
Les Socrate, les Callisthène,
Les Galilée et les Rousseaux,
Pour prix d'avoir instruit les hommes
Pervers, moins qu'au siècle où nous sommes,
Eurent les hommes pour bourreaux.

Ton sort est beau; je te l'envie.
L'âme faible, au sein du repos,
Reçoit une nouvelle vie,
De l'amertume de ses maux.

Quels sont donc les hommes esclaves?
Quels sont les vrais infortunés?
Ce sont ces hommes que tu braves,
Sans cesse à ta perte acharnés.
L'esclave est ce lâche perfide,
Qui, d'argent et d'honneurs avide,
Leur immole la vérité;
Et qui pour rien comptant son âme,
La traîne sous le sceptre infâme,
Du crime et de l'impiété.

LAFON DE MONTFERRIER,

Directeur du Collège Royal des lys,
de la ville de Saint-Gilles-du-
Gard, le 18 juin 1815.

Præstat amicitia propinquitati, quod ex propinquitate benevolentia tolli potest, ex amicitia autem non potest. L'amitié l'emporte sur la parenté; en effet, il peut y avoir parenté sans bienveillance, tandis que l'amitié n'existe plus sans elle. CICÉRON.

INSTRUCTION

AUX

MALADES DE VÉNUS,

Sur l'origine, la cause, les symptômes et le traitement de la Vénusalgie, ou mal de Vénus; par une méthode sûre, agréable, et peu dispendieuse; à la faveur de laquelle, les malades peuvent se traiter eux-mêmes, sans employer ni bains, ni tisannes, ni mercure.

———

CHAPITRE PREMIER.

De l'origine de la vénusalgie.

La Vénusalgie ne nous est venue ni des côtes d'Afrique, ni de Naples, ni d'Amérique, comme l'ont prétendu les médecins anciens et modernes. Fille du libertinage et de l'intempérance, dont Vénus et Bacchus sont les emblèmes mythologiques, la Vénusalgie a pris naissance

2

chez tous les peuples, qui, contre le vœu de la nature, se livrant à l'impétuosité de leurs passions, ont cherché à multiplier leurs jouissances par tous les rafinemens de la volupté. Ainsi le mal de Vénus est aussi ancien que le monde, comme je vais le démontrer l'Histoire à la main.

La plus ancienne de toutes, l'histoire de Moïse décrit la blennorrhagie ou écoulement muqueux, l'un des symptômes de la Vénusalgie, de manière à ne pouvoir s'y méprendre. Dans le livre qui a pour titre le *Lévitique*, Moïse, législateur prudent et éclairé, prend les plus sages précautions pour préserver les personnes saines de la contagion de cet écoulement, virulent auquel il donne le nom de Gonorrhée, *fluxum seminis*, flux de semence, parce que, moins instruits que nous en pathologie, les médecins hébreux prenaient l'écoulement muqueux ou blennorrhagique pour un flux spermatique. Moïse prescrit des lotions fréquentes à ceux qui ont couché avec un malade de Vénus; *si quis tetigerit lectum ejus, lavabit vestimenta sua ;* à ceux qui s'assiéront où il s'est assis ; *si sederit ubi ille sederat;* à ceux qui l'auraient touché même du bout du doigt ; *si tetigerit carnem ejus* ; à ceux qui auraient été atteints par sa salive ; *si salivam hujusce modi homo jecerit super eum.* Il veut qu'un vase de terre soit brisé, plutôt que de servir à l'usage d'une personne saine; *vas fictile quod tetigerit, confringetur.*

La circoncision chez les Juifs fut encore une pratique que la politique et la religion consacrèrent, de concert, pour prévenir le *phimosis* et entretenir ainsi plus aisément la propreté entre le gland et le prépuce, siége ordinaire des ulcères vénusalgiques, plus dangereux sous un ciel brûlant et dans un pays où la rareté et souvent le défaut absolu d'eau, condamne les habitans à la malpropreté.

Moïse imposait aux Lévites, prêtres des

Juifs le devoir de représenter aux enfans d'Israël le danger d'une maladie putride, que la malpropreté rendait souvent mortelle : *Docebitis ergo filios Israel, ut caveant immunditiem et non moriantur in sordibus suis.*

Quant aux malades de Vénus atteints de la blennorrhagie lépreuse, *fluens et leprosus*, ils étaient en horreur à la société, et l'on sait que les lépreux, ou atteints de la Judham, étaient reléguésloin des villes et entassés dans des maisons isolées, où ils périssaient sans secours. Cette maladie terrible est comparée par le prophète aux ravages causés par le lion : *fuyez*, dit-il, *la personne affligée de la Judham, comme vous fuiriez un lion.*

Voilà donc la vénusalgie bien connue des enfans d'Israël, sous le nom de lèpre noire, ou *Elephantiasis*, parce qu'elle rendait la peau semblable à celle de l'éléphant.

Les Grecs distinguaient la vénusalgie

sous le nom de *leontiasis*, à raison des ravages affreux qu'elle causait.

DIOSCORIDE parle de *ragades, condylomata, maligna ulcera vulvæ, tubercula genitalium, vulvæ ulcerationes.*

GALIEN fait mention de *phimosis, paraphimosis, rhagades, condylomata, bubones, phymata purulenta, acrocordones, thymi, myrmeciæ ad inguina; tubercula in pudendis; ulcus testiculorum,* etc.

L'Evêque PALLADIUS dit que HÉRON ermite grec, qui vivait au cinquième siècle eut un ulcère à la verge, produit par un coït impur.

CELSE a très-bien décrit la blennorrhagie.

JUVENAL et MARTIAL parlent dans leurs satires d'excroissances et d'ulcères survenus aux parties génitales, comme fruits de la débauche; tels que *marisca, ficus, ulcus acre, pustulæ lucentes, sordidi lichenes.*

PLINE le jeune parle de la gangrène

des parties génitales, après un coït impur.

Un auteur moderne qui veut que Christophe Colomb ait apporté le premier la vénusalgie en Europe, ne trouve pas dans des autorités si respectables, énoncées d'ailleurs en termes si clairs, des preuves assez fortes de l'antiquité de la vénusalgie; et pour soutenir son système, il regarde ces symptômes, comme des maladies propres aux parties génitales. Il ignore sans doute que Juvenal et Martial n'étaient ni médecins, ni chirurgiens, et que leur intention, en composant des satires contre les mœurs corrompues des Romains, ne fut jamais de composer un traité des maladies propres aux parties génitales. D'ailleurs, dès les treizième siécle, Lanfranc et Salicet n'ont-ils pas parlé de pustules, d'ulcéres, de chancres du gland, qui paraissaient après un commerce impur avec une femme gâtée . . . . . après avoir couché avec une femme gâtée ? *Post coïtum cum muliere fœda*.... *Propter decubitum cum muliere fœda*. Peut-on s'exprimer en termes plus clairs ? dira-t-on que ce sont là des maladies propres aux parties génitales ?

La vénusalgie était connue dans l'Inde plusieurs siècles avant la découverte de l'Amérique, et on la traitait avec le mercure et les sudorifiques.

Un rabbin très-instruit qui avait fait deux fois le voyage des Indes-Orientales, avec lequel je passai deux mois aux bains de Bade, en 1805, m'assura que la vénusalgie existait dans la Perse depuis un temps immémorial, sous le nom de *feu-Persan*, et que l'usage du mercure y était connu. On y emploie aussi les sudorifiques, lorsque la maladie est récente.

La vénusalgie a été connue en Afrique long-tems avant de l'être en Asie, sous la dénomination de *yaws*; ce qui a donné lieu à SYDENHAM et à plusieurs autres médecins, de penser qu'elle venait originairement d'Afrique , parce que le *yaws* avait une ressemblance frappante avec la vénusalgie d'Europe au quinzième siècle.

BEKÉE rapporte deux passages remarquables des statuts anglais pour la police des mauvais lieux ; l'un de 1363 dit *que nul concierge ne doit garder de femme qui ait la maladie dangereuse de la brûlure.* L'autre de 1430, prononce une amende très-forte contre le concierge qui tiendrait dans sa maison des femmes ayant cette maladie abominable (*malum néfandum*) la brûlure.

Les statuts du lieu de débauche de la ville d'Avignon, faits en 1347 par la reine Jeanne Ire, prouvent incontestablement que la vénusalgie faisait des ravages en France 145 ans avant la découverte de l'Amérique, en 1492, et l'expédition de Charles VIII, roi de France, en 1494 et 1495, pour la conquête du royaume de Naples. Voici le texte de ces statuts en langue vulgaire , ou idiome provençal :

« La reino bol que, tóutes lous samdes,
» la bailouno et un barbier deputat das
» consouls, visitoun toutos las fillos de-
» bauchados que seran au bourdel, et se
» s'en trouvo qualcuno qu'abia mal,
» bengut de paillardiso, qué talos fillos
» sien separados et longeados a part, afin
» que nou las counougoun, per evita lou
» mal que la jeunesso pourrio prendre. »

La reine veut que tous les samedis la baillive et un barbier délégué par les consuls, visitent toutes les filles débauchées qui seront au bordel ; et s'il s'en trouve quelqu'une qui ait du mal provenu de paillardise, que telles filles soient séparées et logées à part, afin que l'on n'ait point commerce avec elles , pour éviter que la jeunesse prenne du mal.

Un tel réglement honore la souveraine, devient un monument historique de la sagesse qui la dirigeait, et une preuve incontestable de l'existence de la vénusalgie en France, long-temps avant la découverte de l'Amérique.

Un argument sans réplique sur l'antiquité du mal de Vénus, est 1.° Que chez
chaque peuple cette peste anti-sociale a
un nom différent, ce qui prouve qu'elle
a pris naissance dans ce pays même, et
qu'elle n'y a point été transportée d'une
contrée voisine, dont elle aurait conservé
la dénomination. 2.° Que l'étymologie
des noms divers donnés à ce terrible fléau,
est tirée, chez tous les peuples, des effets qu'il produit, soit intérieurement,
soit extérieurement; de là, les noms de
brûlure, *d'usture*, de *feu*; et en Anglais,
de *burn*, ou *burning*. En effet, en quelque partie du corps que le virus vénusalgique se manifeste, il y a brûlure, ou
déperdition de substance. 3.° Que les
progrès de l'ordre social vers le bien sont
si lents, qu'il a dû nécessairement s'é-
-couler plusieurs siècles depuis celui qui
donna naissance à Avignon à ce mal de
paillardise, et celui où une sage souveraine fit un réglement pour éviter que
la jeunesse fût infectée de ce mal.

La vénusalgie est comme nous l'avons dit, la judham ou juzam du peuple Juif; la lèpre des Hébreux ; le korah de l'Indostan ; le feu-Persan ; le leontiasis des Grecs ; le yaws des Africains ; la pua du Malabar ; l'épian ou pian des Iles-Antilles; le mal de Naples; le mal Français; las bubas des Espagnols ; le *morbus pestiferus* ; la peste inguinale ; le mal Anglais de la baie Saint-Paul ; le sibben ou siwin des Ecossais ; la *variola amboïnensis*; l'ulcére universel de Paul d'Egine; la *scorra pestilentialis* ; le mal de chicot; la grandé gorre ; la grosse vérole ; la poques de Picardie ; la *framboïsia*. etc?

La vénusalgie naquit, naît, et naîtra toujours du libertinage et de l'intempérance. La vierge la plus saine qui aura un commerce amoureux et fréquent avec plusieurs hommes sains , sera atteinte en moins d'un mois de la vénusalgie , maladie affreuse que propagent les guerres, les voyages d'outre-mer, les expéditions lointaines, les croisades, les pélerinages, les découvertes, les conquêtes, dont le viol, le libertinage et l'intempérance sont les fruits déplorables.

L'époque de la découverte du nouveau-monde, ne fut donc pour la France et l'Italie, que l'époque désastreuse de l'explosion de la vénusalgie, qui, jusques là avait été reléguée sous le nom de lèpre, dans cette classe du peuple que la misère, la crapule et l'immoralité, réduisaient à coucher pêle-mêle dans le même taudis; tels qu'on voit de nos jours à Naples les Lazaroni coucher père, mère, frères, sœurs, nus comme vers dans le même réduit, et dont les individus repoussés par la société, allaient périr couverts d'ulcères dans les *ladreries* ou *maladreries*, hôpitaux plus ou moins éloignés des villes; tel que celui qu'on voit encore et que j'ai visité hors de la porte orientale à Milan.

Fracastor, l'un des plus grands médecins de son temps, dit : que, quoique les époques de la découverte de l'Amérique, et de l'expédition de Charles VIII, dans le royaume de Naples coïncident avec les ravages de la vénusalgie en Espagne et en France, il n'est pas vraisemblable que cette maladie se soit répandue si promptement en France, en Italie, en Allemagne, en Hongrie, en Pologne ; et en effet, la maladie de Vénus existait non-seulement dans différentes contrées de l'Europe, plusieurs siècles avant la découverte de l'Amérique, mais encore dès l'origine du monde chez les Egyptiens, chez les Juifs, chez les Grecs, chez les Romains, comme je crois l'avoir démontré.

C'est pour faire sa cour au pape Paul IV, que Fracastor composa son excellent poëme latin, la *Syphilis*, afin d'effrayer les pères du concile de Trente, que la politique voulait transférer à Bologne, à raison de la mésintelligence qui régnait entre le pape et Charles V ; les pères effrayés par l'augure funeste de

Fracastor, qui avait consulté les astres pour satisfaire au préjugé de son siècle, vinrent tenir à Bologne la neuvième session du concile, le 21 avril 1547, et la douzième, au mois de juin suivant, pour se soustraire à un fléau que ce poëte courtisan présagea devoir être endémique.

A l'époque de la découverte de l'Amérique et la conquête du royaume de Naples, la vénusalgie, à la vérité, reçut une nouvelle impulsion de l'or corrupteur du Mexique et du Pérou, et ce fléau n'ayant alors épargné *ni couronne ni crosse*, comme le dit gaiement le poëte Le Maire, l'art s'occupa sérieusement de le combattre par un traitement méthodique.

Béthencour, chirurgien français, fut le premier qui lui donna le nom de maladie vénérienne (*lues venerea*). Béthencour son parrain, savait du moins qu'il n'y avait qu'une maladie de Vénus, tandis que ses successeurs ont fait de chacun de ses symptômes une maladie vénérienne. Depuis peu même un docteur allemand nommé Hecker, a subdivisé la gonorrhée (blennorrhagie) en quinze espèces, dont chacune fait le sujet d'un chapitre. De là, ces innombrables affiches qui tapissent les murs de la capitale, et sur lesquelles on lit en frémissant : *Traitement des maladies vénériennes*, et qui pis est : TRAITÉ *complet sur les sypmptômes, les effets, la nature et le traitement des maladies syphilitiques ou vénériennes.*

A l'appui de notre assertion sur l'origine et l'antiquité de la vénusalgie, nous aurions pu citer l'exemple de Job, illustre modèle de patience, qui couché sur un fumier, en proie à deux fléaux également redoutables, l'humeur d'une épouse acariâtre et le virus de la vénusalgie, détachait avec un débris de vieux vase les croûtes squammeuses sous lesquelles les insectes et les vers se nourrissaient de sa chair, s'abreuvaient de son sang, et le dévoraient vivant.

Nous aurions pu citer l'exemple de ce Roi pénitent, qui, en composant ses pseaumes sublimes, s'écriait dans un accès de douleur, mes os se sont desséchés comme le foin. *Ossa mea sicut fœnum aruerunt.*

Nous aurions pu citer le châtiment terrible de Sodôme et de Gomorrhe, et suivant l'opinion de quelques auteurs (*Gonorrhe*), villes célèbres, dans les livres saints, par l'infâme débauche de leurs habitans, que dévora le feu de la vénusalgie, feu criminel (*ignis scelestus*.), que le génie oriental a métamorphosé en feu céleste, ainsi que l'épouse de Loth en statue de sel, symbole de la sagesse, afin de donner à entendre que ce couple vertueux prit la fuite pour se dérober à la contagion du plus incendiaire de tous les fléaux; et que dans le sentier de la vertu, la femme doit savoir dompter sa curiosité naturelle, et ne jamais tourner la tête pour jeter encore un regard sur le vice qu'elle fuit.

Mais il nous suffira de citer deux observations qui nous sont propres, et dont
nous garantissons la véracité, qui nous
coûte assez cher, pour que nous ayons
acquis le droit de dire avec Juvenal, *men-
tiri nescio.*

Première observation. J'ai traité de
la vénusalgie trois jeunes gens de la plus
haute noblesse, qui n'avaient jamais eu
de commerce intime qu'avec une jeune
fille sage, vierge encore et privée comme
eux, par état, de sa liberté. Ces trois messieurs étaient amis intimes, et pour ne
pas s'exposer à prendre le mal de Vénus,
ils convinrent de s'en tenir à cette jeune
personne, dont la tante pieuse et crédule
aurait cru faire un crime de soupçonner
aucun de ces messieurs capable de parler
d'amour à sa nièce, qui ne pouvant devenir l'épouse d'aucun d'eux consentit, pour
éviter tout soupçon à être la maîtresse
des trois. Du reste, leur jeunesse et leur
générosité ne lui laissaient rien à désirer.
Bref, après deux mois d'un commerce

amoureux et fréquent, des symptômes non équivoques me convainquirent que ces trois messieurs et la jeune personne étaient atteints de la vénusalgie , bien persuadés, ainsi que moi, que la maladie dont ils étaient affectés, ne pouvait avoir d'autre cause que le commerce charnel de trois hommes sains, avec la même femme aussi saine qu'eux et incapable de les tromper, quand même ses forces physiques lui en auraient laissé la faculté.

Deuxième observation. Ce fait révoqué en doute par trois jeunes élèves en médecine de l'école de Paris a donné lieu à une nouvelle expérience. Ces messieurs m'objectaient , avec quelque fondement qu'une femme, qui peut consentir à se livrer à trois hommes par intérêt ou par tempéramment, aurait bien pu accorder ses faveurs à un quatrième par inclination et prendre la vénusalgie avec ce dernier. J'étais bien convaincu du contraire, mais j'avais trop d'intérêt à les laisser faire pour chercher à les détromper. Or, voici ce qu'ils firent. Animés du seul amour de la science, ils résolurent d'entretenir à frais communs et de garder à vue une fille de quinze à seize ans, dont les signes de virginité n'étaient point équivoques, jouissant d'une santé brillante et née de parens sains. Libres de jouir de ses faveurs à toute heure du jour et de la nuit, et rassurés d'ailleurs par cet axiome, *ex nihilo*, *nihil fit*, Dieu sait comme ils s'en donnèrent ! Mais trente-neuf jours après, c'est-à-dire beaucoup plus tôt que les trois messieurs qui ont donné lieu à ma première observation, ces trois étudians et la jeune fille furent atteints des symptômes les plus graves de la vénusalgie; je les ai traités ainsi que la jeune fille qui avait sa bonne part d'infection. Pleins de reconnaissance pour leur professeur et leur médecin, ces messieurs m'avaient permis de les nommer, mais les égards dus à des familles honnêtes, m'imposent un silence respectueux dont les parens et les enfans me savent d'autant plus de gré, que c'est un sacrifice que je fais à la vérité de ma découverte.

Je suis donc infiniment convaincu, non seulement que la vénusalgie est aussi ancienne que le monde, ainsi que je crois l'avoir démontré, mais encore que toutes les maladies chroniques dont la cause latente échappe à la sagacité des praticiens les plus expérimentés, ne peuvent être imputées qu'au virus vénusalgique, que de génération en génération, nous ont transmis nos premiers parens, natifs peut-être de Sodôme ou de Gonorrhe ; virus héréditaire, dont la nature cherchait à nous débarrasser par une éruption effroyable, et à laquelle aucun individu n'échappait, avant la découverte de la vaccine.

En effet, ce serait vouloir se refuser à l'évidence, que de nier, que la petite vérole ne soit la fille de la grosse, d'après l'analogie de caractère qu'on observe entre l'enfant et la mère. Des milliers de pustules remplies d'une humeur jaune ou verdâtre, plus ou moins corrosive, couvrent la surface du corps du malade depuis la plante des pieds jusqu'au sommet de la téte. Les yeux, le nez, les oreilles, l'intérieur de la bouche, la gorge même, ne sont pas épargnés. La mort moissonne les victimes de ce fléau dépopulateur, et celles qui lui échappent portent des empreintes ineffaçables de sa rage, semblables à celles que laisse le virus vénusalgique, c'est-à-dire, des cicatrices, des empreintes de brûlure, avec déperdition de substance. Peut-être même en suivant l'arbre généalogique de la famille infernale de la vénusalgie, trouverions-nous que la rougeole est la petite-fille de la grosse vérole; enfin que les dartres, la gale, et tant de maladies cutanées, ne sont que les rejetons malheureux de cette Vénus pestilentielle.

Cette analogie frappante entre les symptômes et les effets de la grosse et ceux de la petite vérole a donné lieu à une expérience, que les hommes de l'art jaloux d'en reculer les limites, prendront sans doute en considération.

Troisième observation. Un malade de Vénus se présente chez moi le 11 octobre 1820. Il avait déjà subi plusieurs traitemens, et ses forces vitales étaient si épuisées, qu'il était impossible de lui administrer le moindre remède. Un ulcère sanieux et du plus mauvais caractère, avait rongé une partie du frein, et s'étendait de huit à dix lignes entre le prépuce et le gland. Désespéré de son état, il convint cependant de la nécessité où il se trouvait de suspendre tout médicament. Quelques jours après il revint; j'avais réfléchi sur sa situation dans le silence du cabinet, et ne pouvant encore lui administrer la Diane, je m'avise d'étendre sur toute la surface de son chancre, du virus vaccin pris à Manchester même, sur le pis de la vache et que j'avais conservé précieusement dans deux flacons de cristal dont m'avait fait présent à

Londres, M. Lowis, chirurgien, golden-squarre. Quel fut mon étonnement de revoir, deux fois vingt-quatre heures après, mon malade transporté de joie, me remercier de la guérison radicale de son ulcère.

« Comme une seule hirondelle ne fait
» pas le printemps, une seule expérience
» ne saurait faire une science, a dit in-
» génument le restaurateur de la chi-
» rurgie française, Ambroise Paré. » Que je serais heureux, si celle que je viens de faire pouvait étendre le bienfait de la vaccine, et tuer un jour la mère comme nous tuons la fille, à la faveur du virus vaccin !

CHAPITRE II.

De la cause première du mal de Vénus.

Le mélange, la stagnation, la fermentation des liqueurs spermatiques de plusieurs hommes sains, dans un organe humide et chaud tel que le vagin ou le *rec-*

tum, ont été dans tous les temps, sont aujourd'hui, et seront toujours la cause première des symptômes et effets vénusalgiques.

Cette cause paraîtra sans doute plus naturelle aux physiciens, que celle que que vient d'imaginer un auteur, qui, ressuscitant les vers spermatiques, que j'ai démontré n'être qu'un amas de vaisseaux artériels, veineux et lymphatiques, formant le *placenta*, voudrait nous persuader que la vénusalgie doit son origine aux vers qu'il détruit avec sa poudre vermoxide.

Si tout virus appliqué aux lèvres, aux narines, ou à toute autre partie du corps, peut, et doit selon les lois constantes et générales de l'économie animale, y produire une irritation, une inflammation, et en conséquence une secrétion plus ou moins abondante de mucus, c'est-à-dire un écoulement, pourquoi dans l'origine le mélange de plusieurs semences prolifiques hétérogènes, ne produirait-il pas une acrimonie, une inflammation, une irritation vénusalgique, une blennorrhagie ; en un mot, une maladie plus ou moins putride escortée des symptômes qui la caractérisent, et que la guérison radicale de la vénusalgie fait disparaître.

Puisque la vénusalgie prend originairement sa source du commerce d'une femme saine qui voit plusieurs hommes sains, je laisse à penser quels doivent être les effets de ce fléau, chez une courtisane qui se livre au premier venu, et ne termine ses combats amoureux que faute de combattans ?

Et lassata viris, nec dùm satiata recessit. Juv.

Enfin, dussai-je m'exposer au ridicule de la part de ces génies supérieurs, qui de nos jours nient les effets dont ils ne peuvent pénétrer la cause, je dirai que la vénusalgie est un juste châtiment du libertinage et de l'intempérance, et que par cette peste anti-sociale, qui prend sa source au sein des plus douces jouissance de la vie, l'auteur de la nature a voulu rappeler à l'homme, que s'il créa la femme pour charmer ses ennuis, ce ne fut qu'à condition qu'il resterait fidéle à sa compagne, *et adhœrebis uxori tuœ.* Cela est si vrai, que la blennorrhagie inflammatoire est infiniment plus douloureuse pour l'homme que pour la femme, parce que dans l'art de la séduction; le sexe le plus faible est presque toujours victime du sexe le plus fort, le plus hardi, le plus entreprenant.

Cette différence en faveur de la femme, ne tient pas seulement à la structure des parties génitales, mais encore à l'écoulement périodique qui entraîne avec lui une partie du virus vénusalgique, du lait et des humeurs viciées; ce qui a fait donner aux *régles* le nom de purgations.

Nous ne dissimulerons point cependant aux dames que la justice et l'indulgence de la nature leur inspirent trop souvent un excès de confiance fu-

neste à leur santé. Le serpent vénusalgique se glisse sous les fleurs rouges et
blanches; souvent même il distille sur
elles son poison jaune et vert. Le peu
d'intensité , souvent même l'absence de
la douleur , à raison de la structure du
vagin , fait que le beau sexe n'examine
pas d'assez près la nuance des couleurs.
J'ai connu bon nombre de dames à qui
cette erreur a causé beaucoup de chagrin.
Ne confondez donc jamais, mesdames, le
jaune et le vert, avec le rose et le blanc.

Vous surtout, femmes enceintes, ne
vous abusez pas au point de mettre au
jour un enfant infecté de la maladie de
Vénus. La nature vous donne en neuf mois
de grossesse , beaucoup plus de temps
qu'il ne faut pour subir un traitement
méthodique , qui transmette avec le suc
nourricier , un extrait de notre remède
anti-vénusalgique , à l'innocente créa-
ture à qui vous avez eu le malheur de
communiquer votre mal , et qui aurait
peut-être celui de vivre assez long-

temps pour vous reprocher sa douloureuse existence.

C'est ici le lieu de résoudre quelques problêmes que me proposent journellement les gens de l'art et les malades; problêmes dont la solution ne donnera que plus de force à mon assertion sur la cause première de la vénusalgie.

Puisqu'une femme saine, qui a commerce avec plusieurs hommes sains, ne tarde pas à être infectée du mal de Vénus, un homme sain qui a commerce avec plusieurs femmes saines, doit suivant votre système, être exposé au même danger ?

Non sans doute, et la parité n'est pas la même, si plusieurs femmes saines ne voient que le même homme sain. En effet, une femme saine reçoit de plusieurs hommes sains le germe d'une maladie putride et contagieuse, par le mélange de plusieurs liqueurs prolifiques hétérogènes ; tandis qu'un homme sain qui voit plusieurs femmes saines, privées de tout autre commerce amoureux, ne peut leur donner un mal qu'il n'a pas: *Nemo dat quod non habet.*

La polygamie, ou multiplicité de femmes, triste privilége de notre sexe, semble donc être dans le vœu de la nature, et comme une dernière ressource qu'elle s'est ménagée pour reproduire et propager plus promptement l'espèce humaine, à ces époques désastreuses dont les annales du monde ont à peine conservé le souvenir de la dernière, dans l'histoire de Deucalion et de Pyrrha, qui virent sans doute l'Océan en courroux, franchir en un clin d'œil les colonnes d'Hercule, ensevelir sous ses flots une partie de l'Europe et de l'Afrique, des milliers de cités, et leurs innombrables habitans. Ainsi nos neveux infortunés verront un jour les flots de la mer Rouge franchir l'Isthme de Suez, et transformer en plaine liquide, les riches campagnes de la Gaule.

Deux époux jeunes, vigoureux, qui

se livrent à tous les transports d'une amoureuse ivresse, peuvent-ils se donner le mal de Vénus ?

On n'a jamais vu deux jeunes époux sains, se donner l'un à l'autre la vénusalgie par excès de jouissance, ce qui confirme mon opinion sur la cause première de cette maladie, dont les ulcères ou chancres dans le vagin et le *rectum* ne peuvent être que l'effet du mélange, de la stagnation, de la fermentation des liqueurs prolifiques de plusieurs individus, dans un organe humide et chaud.

Je ris, lorsque j'entends des jeunes gens atteints, pour le première fois, d'une blennorrhagie bénigne, chercher à me rassurer sur leur état pathologique, en me disant : *ce n'est qu'un échauffement que j'ai pris avec une femme à laquelle je me suis trop livré.* Ces malades ignorent que la première période de la maladie de Vénus est marquée par une inflammation plus ou moins considérable des parties génitales, suivant l'âcreté du virus et le degré d'irritabilité des parties affectées ; enfin que l'écoulement muqueux ne constitue point la maladie, et n'en est que le symptôme.

Le mal de Vénus peut-il se communiquer autrement que par le coït ?

Ce fait est incontestable. Un baiser pris sur la bouche d'une personne infectée, a produit des ulcères sur les lèvres, sur la langue, aux amygdales d'un individu sain. J'ai traité de la vénusalgie une jeune personne qui avait eu l'imprudence de boire dans le même verre, qu'un malade avait souillé de sa salive. J'ai traité un jeune allemand âgé de quinze ans, de la vénusalgie, dont les symptômes étaient trois chancres au prépuce et au frein, pour avoir couché avec un de ses compatriotes à qui le père du jeune homme avait imprudemment donné asile.

La vénusalgie n'a-t-elle pas perdu de sa malignité avec le temps, et n'est-il pas probable que ce fléau destructeur finira par s'éteindre, grâce aux ressources de la médecine ?

L'origine et la cause de la vénusalgie une fois démontrées, il demeure constant que ses effets ont toujours été, sont, et seront toujours les mêmes. La seule différence est que, de nos jours, on n'entasse plus, comme on faisait autrefois, les malades de Vénus dans des maisons insalubres, où, privés de tout secours humains et des ressources de la médécine, ces malheureux traînaient jusqu'au tombeau leur douloureuse existence. Si de nos jours on renfermait plusieurs malades de Vénus dans un même local, sans les soumettre à un traitement régulier, et sans linge pour panser leurs plaies, les symptômes du mal seraient aussi affreux qu'ils l'étaient lorsque Fracastor et Le Maire en tracèrent le tableau fidèle, que nous mettrons bientôt sous les yeux de nos lecteurs, et dont la seule peinture fait dresser les cheveux d'horreur.

N'existe-t-il pas un moyen de se préserver de la vénusalgie?

Je n'en connais qu'un, celui d'user et

de ne jamais abuser de Vénus. Jeunes zéphirs , qui voltigez de belle en belle, et vous tendres roses , qui entr'ouvrez vos calices à tous les volages zéphirs, ne vous fiez , ni au merveilleux savon anti-syphilitique; ni aux redingottes anglaises imperméables , dit-on , de ce fameux CONDOM, chassé de Londres , pour prix de sa découverte immorale; ni à l'eau phagédénique ; ni aux injections avec le sulfate de zinc , etc. Car *la garde qui veille aux barrières du Louvre*, a dit le poëte MALHERBE , *n'en défend pas les Rois.*

FRANÇOIS Ier, disent Bayle et Mezeray, prit la vénusalgie de la femme d'un marchand de fer, et en mourut , après avoir long-temps souffert.

Charles IX eut une excroissance dans l'urètre , produite par une blennorrhagie virulente , dont il fut guéri, dit LAZARE RIVIÈRE, par l'usage des caustiques qu'employa GODEFROI GIENNAT. *Curavit Carolum nonum Galliarum regem ,*

anno 1584 , *donatus fuit duobus mil-
libus aureorum.* LAZ. RIV., pag. 498,
11 obs., lib. 4.

Henri III , revenant de Pologne en
France , après la mort de son frère
Charles IX , gagna à Venise une blennorrhagie virulente, avec une courtisane,
a dit Mezerai.

Charles de Lorraine, duc de Mayenne,
chef des Ligueurs contre Henri III et
Henri IV , fut atteint de la maladie de
Vénus, dit le même historien.

L'Empereur Charles Quint, atteint de
la blennorrhagie virulente , fit usage de
la décoction de gayac et de squine , au
rapport d'ANDRÉ VEZALE, de GABRIEL
FALLOPE, et d'ANTOINE FRANCANTINO.

CHAPITRE III.

*Des symptômes ou signes de la vénu-
salgie.*

Voici la description que Jérôme Fracastor fait de la maladie de Vénus, et des symptômes qui la caractérisent :

« Aussitôt tout le corps est criblé par
» les pointes subtiles du virus; le visage
» et la poitrine sont d'une difformité af-
» freuse ; et par un effet particulier de
» cette maladie, il se forme des pus-
» tules semblables à de petits glands,
» remplies d'une matière acre et épaisse,
» qui, venant peu à peu à crever, lais-
» sent couler un pus glutineux, mêlé
» d'un sang corrompu. Bien plus, ce mal
» pénètre dans le corps et le consume
» d'une manière déplorable. Nous avons
» vu souvent des malades dont les mem-
» bres dépouillés de chair, n'offraient à la
» vue qu'un squelette hideux. Leur
» bouche rongée par des ulcères, était
» devenue béante, et leur gosier ne
» rendait que de frêles sons. Ce mal a
» coutume de répandre sur le corps une
» humeur qui se durcit, et forme une
» espèce de callosité. »

Protinùs informes totum per corpus

achores rumpebant , faciemque hor-
rendam et pectore fœdè turpabant :
species morbi nova : pustula summæ
glandis ad effigiem, et pituitâ marcida
pingui : Tempore quæ multò non post
adaperta dehiscens , mucosâ multum
sanie , taboque fluebat. Quinetiam
erodens altè , et se funditùs abdens
corpora parcebat miserè : nam sæpiùs
ipsi carne suâ exutos artus , squallen-
tiaque ossa vidimus, et fœdo rosa ora de-
hiscere hiatu , ora , atque exiles red-
dentia guttura voces. Ut sæpè aut ce-
rasis, aut phylidis arbore tristi vidisti
pinguem ex udis manare liquorem
corticibus , mox in lentum durescere
gummi ; haud secus hâc sub tabe solet
per corpora mucor diffluere ; hinc de-
mum in turpem concrescere callum.

Jean Le Maire, poëte français, né
en 1473 , et mort en 1524 , décrit ainsi
la vénusalgie.

« Mais, en la fin, quand le venin fut meur,
» Il leur naissait de gros boutons sans fleur,

» Si très-hideux, si laids et si énormes
» Qu'on ne vit onc visages si difformes,
» Ne onc reçut si très-mortelle injure
» Nature humaine en sa belle figure.
» Au front, au col , au menton et au nez
» Onc ne vit-on tant de gens boutonnés.
» Mais le commun, quand il la rencontra ;
» La nommait *gorre*, ou la *vérole grosse* ,
» Qui n'épargnait ni couronne , ni crosse;
» *Poques* , l'ont dit, les Flamands, les Picards;
» Le mal français, l'appellent les Lombards.
» Si a encor d'autres noms plus de quatre;
» Les Allemands l'appellent grosse Blâtre,
» Les Espagnols la Baune l'ont nommée. »

Voilà en passant un échantillon de la poésie française du quinzième siècle. Mais laissons ces descriptions poétiques que les malades de Vénus pourraient regarder comme des fictions, et traçons en médecin le tableau des signes ou symptômes de la vénusalgie. Ces symptômes sont :

1º La blennorrhagie, de Βλεννα, *mucus*, et de Pεω, *fluo* est un écoulement muqueux, qui a lieu par le canal de l'urètre chez l'homme , et par le vagin chez la femme, peu de jours après un coït impur. Cet écoulement est jaune ou verdâtre. C'est ce que le vulgaire, fondé sur l'autorité de Moïse, nomme encore gonorrhée, *fluxum seminis*, écoulement de semence.

2° Les chancres ou ulcères, sont de petits boutons dont le centre est blanchâtre, pleins d'une humeur corrosive, qui, peu de jours après un commerce impur, se manifestent entre le gland et le prépuce, quelquefois sur le frein, au sein, à la bouche, au fond du palais, aux grandes et aux petites lèvres, à la fosse naviculaire, aux bords du canal de l'urètre.

3° Les bubons ou poulains sont des tumeurs produites par l'engorgement des glandes lymphatiques des aînes, des aisselles et du cou.

4° Les rhagades ou fissures sont des gerçures de la peau à *l'anus*, aux grandes lèvres, à la paume de la main.

5° La céphalalgie ou mal de tête, qu'on

impute mal-à-propos au virus vénusalgique, n'est le plus souvent que l'effet du
mercure dont on gorge les malades, sans
savoir tirer parti de ce demi-métal véhicule du remède du mal de Vénus. Le
mercure pris à trop forte dose et sous
toutes les formes, se porte avec impétuosité vers la tête, irrite les membranes
du cerveau, cause le délire, l'apoplexie
et la mort.

Un Anglais de distinction à qui je re-
fusai d'administrer mon traitement,
parce que ses forces vitales étaient épuisées par le mercure et les sudorifiques,
est mort, rue du Cherche-Midi, vers la
fin du mois de décembre dernier. Sa
tête a fait explosion. Les deux pariétaux
se sont séparés l'un de l'autre, après avoir
souffert des maux de tête effroyables.

Je ne conseille pas néanmoins de faire
trépaner les malades de Vénus, pour
guérir la céphalalgie, quoique ce moyen
ait *réussi quelquefois dans des cas désespérés*, dit M. Swediaur, qui soulage

aussi ses malades céphalalgiques en les *faisant coucher sur le crin et par terre, sans couvrir la tête,* en évitant *d'échauffer le corps pendant le sommeil.* Ces moyens tout innocens qu'ils sont, ne l'emporteront jamais sur un traitement méthodique et raisonné.

6° La consomption chez les malades de Vénus, provient presque toujours de l'abus des femmes, de la masturbation, de la salivation excitée par le mercure, des sueurs provoquées par l'usage des tisanes des quatre bois exotiques; d'une diète rigoureuse, de la multiplicité des traitemens. C'est faire acheter bien cher la guérison d'une maladie quelconque, que d'épuiser les forces vitales, de délabrer l'estomac, ce roi des viscères, et de réduire les malades à un état de marasme.

7° La surdité chez les malades de Vénus est l'effet de la métastase du virus sur l'organe de l'ouïe. Si l'âcreté de l'humeur vénusalgique a détruit l'organe, la surdité est sans remède. Dans le cas contraire, un traitement régulier, un exutoire, des fumigations, des injections émollientes seront très-propres à soulager les malades, et même à opérer avec le temps, la guérison radicale.

8° L'ophtalmie vénusalgique est un des symptômes les plus fâcheux, et qu'on ne guérit que par un traitement méthodique, un régime adoucissant, et les anti-phlogistiques. L'ophtalmie est moins dangereuse et moins rebelle, lorsqu'elle provient du contact extérieur du virus, porté à l'œil imprudemment avec le doigt.

9° La fistule lacrymale, qui produit l'écoulement d'une humeur fétide et sanieuse, plus ou moins jaune, ou verdâtre, annonce ordinairement que les os spongieux du nez, et notamment l'ethmoïde, sont affectés de carie. C'est un symptôme fâcheux, qui seul démontre la nécessité du traitement complet et bien dirigé, pour prévenir , s'il est temps encore , la chute du nez.

10° La lèpre vénusalgique est une éruption sur toute la surface du corps, de taches rougeâtres, livides , dures au toucher, et d'une sécheresse extrême. Lorsque ces taches se couvrent de boutons, au sommet desquels il s'établit une suppuration sanieuse, on leur donne le nom de gale.

11° Le virus vénusalgique a souvent son siége dans les narines, où il est poussé principalement, par l'abus que les malades font du vin, du café , de liqueurs fermentées et de femmes. La matière qui découle alors des narines a beaucoup d'acrimonie et de fétidité. Si les malades négligent de se faire traiter., ou s'ils ne reçoivent pas à temps des secours efficaces, l'humeur attaque les os du nez, et la cloison nasale, que la carie ronge. De là , la chute du nez, en totalité ou en partie ; accident plus fréquent dans les villes maritimes, patrie des vénusalgies les plus invétérées, à raison de leur complication avec le scorbut, auquel les gens de mer sont plus sujets.

12° Les maux de dents, chez les malades de Vénus, proviennent ou de la présence du virus même, poussé par le mercure, dans toutes les glandes de la bouche, ou du seul effet du mercure qui les carie. C'est au praticien expérimenté à bien discerner l'une et l'autre cause, afin d'appliquer à chacune la modification convenable dans le traitement.

13° Les os sont souvent le siége de la vénusalgie, mais ils ne sont ordinairement affectés que chez les personnes qui ont eu plusieurs fois la maladie de Vénus, et dont les traitemens n'ont été que palliatifs, ou mauvais. Ces affections prennent divers noms, à la faveur desquels les auteurs ont désigné leur siége, ou le degré d'altération que les os ont subi ; telles sont les dénominations de *périostose*, d'*exostose*, de *tophus*, de *nodus*, de *gummi*, etc.

Le *périostose* est le gonflement du périoste. L'*exostose*, le gonflement d'un os. Le *tophus*, une tumeur dure. Le *nodus* une tumeur moins dure. Le *gummi*, une tumeur mollasse, à laquelle les anciens ont trouvé une ressemblance telle qu'elle, avec la consistance de la gomme.

En général, les malades de Vénus, dont les os sont affectés, éprouvent une faim plus ou moins dévorante. J'en ai traité deux, qui faisaient cinq à six repas copieux, chaque jour, sans pouvoir se rassasier. Ce mal est un feu qui dévore les substances animales.

14° Le *phimosis* est le gonflement du prépuce, et l'étranglement du gland qu'il recouvre, soit qu'il y ait inflammation, soit qu'il n'y ait que boursoufflement œdémateux. Plus d'enfans qu'on ne pense, viennent au monde avec le *phimosis*. Les parens devraient être plus attentifs à faire corriger en eux ce vice de conformation, qui s'oppose à l'entretien de propreté , et au pansement des ulcères situés entre le prépuce et le gland, quand ils prennent un mal, dont ils ne sont pas plus exempts que d'autres.

15° Le *paraphimosis* est formé par le gonflement du prépuce et sa rétraction au-dessous de la couronne du gland , avec étranglement de cette partie.

16° Les dartres sont des enfans de Vénus malade , et des enfans si rebelles à tous les traitemens, qu'on ne vient à bout de les dompter , qu'en purifiant le sang et les humeurs , de manière à faire pour ainsi dire un corps neuf.

17° Les excroissances vénusalgique sont en quelque sorte des productions animales dont le principe végétatif est dans l'âcreté du virus éminemment putride et dans la vitalité de l'oxygène, qui les fait pulluler à la surface des parties affectées. On a donné à ces diverses excroissances les noms des objets avec lesquels elles ont une ressemblance plus ou moins sensible : de là , les dénominations bizarres de *poireaux*, de *verrues*, de *crêtes*, de *fics*, de *mûres*, de *choux-fleurs*, etc., donnés à des symptômes qu'il ne faut extirper par la ligature, l'amputation, ou les caustiques, que lorsqu'on a détruit la maladie, dont ils ne sont que les signes.

Les limites trop resserrées de cette instruction, ne nous permettent pas de donner ici le traitement de chacun des symptômes dont nous venons de faire l'énumération ; mais dans une consultation particulière, nous indiquerons à chaque malade qui voudra bien nous honorer de sa confiance, le mode de traitement analogue à chacun des symptômes caractéristiques de sa maladie.

Je terminerai ce chapitre, en donnant un conseil aux malades des deux sexes, surtout aux femmes enceintes, celui de ne point se familiariser avec un mal qui a l'activité dévorante du feu et la rage implacable du lion, dont il porte les noms.

C'est surtout aux malades de Vénus que s'adresse ce précepte de l'école de Salerne : « Arrêtez le mal dans son prin- » cipe : le remède arrive trop tard quand » la maladie a fait trop de progrès. »

Principiis obsta. Serò medicina paratur cum mala, per longas invaluere moras.

CHAPITRE IV.

Du mercure. Des dangers de l'usage de ce demi-métal, soit extérieurement, soit intérieurement.

Le mercure est une substance métallique fluide, qui peut devenir dure et ductile comme les autres métaux. C'est cette substance qu'on a regardée jusqu'à ce jour, comme le remède spécifique du mal de Vénus, tandis que ce demi-métal n'est que le véhicule de l'oxygène, par la divisibilité infinie de ses molécules, et

que l'oxygène est le seul, le véritable remède du mal de Vénus. Sous quelque
forme qu'on l'introduise dans le corps,
le mercure reprend son état métallique
et sort par les premières voies, tel qu'il
était avant sa décomposition.

Pour démontrer, en deux mots, les
dangers du mercure, il suffirait de dire
qu'on n'emploie à l'exploitation des mines
de ce demi-métal que les hommes con-
damnés à la peine capitale, et qu'après
quelques mois de ce travail forcé, ces
malheureux sont perclus de tous leurs
membres, et achètent bien cher, par
les douleurs qu'ils éprouvent, une vie
plus cruelle que la mort.

Pour inspirer une juste horreur de l'u-
sage du mercure, il suffit de lire l'observation faite par le chimiste Fourcroi,
appelé au secours d'un artiste doreur sur
métaux.

Tous les miroitiers dont la profession
est d'étamer les glaces, ne se préservent
des coliques causées par le mercure,

qu'en buvant tous les jours du petit-lait.

Tous les praticiens judicieux et impartiaux ne désavoueront pas que même les frictions mercurielles, ne peuvent être administrées sans danger, en automne et en hiver, à moins que les malades ne gardent la chambre. Or, ce mode de traitement ne saurait convenir qu'à des personnes riches et désœuvrées, à qui la fortune et le défaut absolu d'occupations, permettent de faire au moins la quarantaine de retraite et d'abstinence.

Tant de dangers d'une part, tant d'obstacle de l'autre, avaient décrié le mercure à tel point au commencement du dix-huitième siècle, qu'il ne se trouvait pas un seul praticien qui se permît de l'employer dans cette même Bologne, où Béranger de Carpi se rendit autrefois célèbre par la méthode des frictions qu'il inventa. Ceux qui nous disent que le mercure guérit toujours la vérole, nous trompent, dit Van-Swieten, d'après

Boerhaave. J'ai vu Barthez, Fouquet, Farjon faire passer jusqu'à cinq fois des malades par les grands remèdes, sans les guérir, à Montpellier, sous le ciel le plus propice au traitement de la vénusalgie.

Le mercure marche toujours escorté des quatre bois sudorifiques exotiques, comme si la nature avait placé dans une autre hémisphère le remède à un mal qui faisait des ravages en Europe, plusieurs siècles avant la découverte du nouveau monde. Je crois qu'en ceci, comme en bien d'autres choses, on a consulté l'intérêt du commerce, plutôt que l'intérêt de la santé. En effet, les sueurs ne sont point dans la nature, et les provoquer dans toute maladie putride, c'est diminuer la somme des forces vitales et développer la putridité. Provoquer les sueurs dans le traitement de la vénusalgie, c'est s'opposer évidemment aux heureux effets, de son remède anti-putride, puisque l'oxygène est le principe de l'acidité. Ce n'est pas tout encore, le mercure s'oppose à l'effet des sudorifiques: 1° Par les émanations glaciales du plus froid des métaux, qui enchaîne leur action; 2° par l'excipient graisseux dans lequel on l'é-teint, pour composer l'onguent avec lequel on intercepte les sueurs, en bouchant tous les pores. Que résulte-t-il de cette pratique vicieuse, consacrée par la routine ? De deux choses l'une, ou le virus vénusalgique est coagulé dans les glandes, ainsi qu'il est aisé de s'en convaincre par le toucher, chez certains malades, dont les glandes plus ou moins gorgées, roulent sous le doigt, recouvertes par les tégumens ; ou le virus vénusalgique fait explosion, et, poussé par le mercure et les sudorifiques, il couvre le crane de tumeurs douloureuses, et remplit la bouche d'ulcères. Or, tous les praticiens savent que les chancres qui ont leur siége aux gencives, aux lèvres, aux amygdales, à la voûte palatine et dans le fond de la gorge, ne sont, ni les moins rebelles, ni les plus faciles à guérir.

Enfin, si mes observations, fruit d'une longue expérience, ne suffisaient pas pour convaincre les médecins judicieux et impartiaux des dangers et de l'insuffisance du mercure, dans le traitement de la vénusalgie, je les prie de venir se convaincre de la vérité de mes assertions, par la lecture d'un petit recueil d'ordonnances signées des grands maîtres les plus renommés dans la pratique de cette branche de l'art, dont les cliens désespérés, sont venus se jeter dans les bras de ma Diane, après avoir subi plusieurs traitemens infructueux par le mercure et les sudorifiques.

« Gardons-nous donc d'écouter, s'é-
» crie Peyrilhe, ces hommes futiles et
» tranchans, qui décident de tout sans
» rien approfondir, nuisent aux progrès
» de l'art, avilissent leurs connaissances,
» insultent à la raison, et contredisent
» l'expérience qui les dément, lorsqu'ils
» prononcent qu'un remède quelconque
» ne peut guérir la vénusalgie sans le se-
» cours du mercure. »

Cependant, croirait-on que les partisans de ce demi-métal, lequel, de l'aveu
même de M. Swediaur, *produit souvent
des effets pernicieux, sans guérir la
vérole, puisqu'on ignore*, ajoute-t-il,
en quoi consiste son action; croirait-
on, dis-je, que les docteurs hydrargiriens,
sont précisément ceux qui prenant en
main l'arme du ridicule, se permettent
d'appeler *blanchisseurs* de Vénus, ceux
qui traitent leurs malades sans mercure.

Il faut apprendre à ces messieurs,
quelle est l'origine et l'acception du mot
blanchisseur, dans la langue de Cy-
thère.

Lorsque les médecins observateurs
eurent reconnu l'impuissance et le danger du mercure, dans le traitement de
la vénusalgie, ils eurent recours aux sudorifiques indigènes et exotiques, aux
bains de vapeurs, aux fumigations, etc.
Ils appelèrent ce nouveau mode de guérison, *méthode par extinction*; et en

*

effet, ils faisaient sur leurs cliens, jusqu'à extinction du mal, ou du malade. Les partisans du mercure critiquèrent amérement cette nouvelle méthode; et pour se venger des sarcasmes de leurs antagonistes, les guérisseurs par extinction, donnèrent aux prôneurs du mercure, le surnom de *blanchisseurs*, parce qu'en effet, ils blanchissent les malades, extérieurement et intérieurement avec le mercure, comme les metteurs en œuvre blanchissent les métaux.

Les *blanchisseurs* de Vénus ne se contentent pas de mettre en œuvre leurs malades, ils les emplissent à l'envi de ce demi-métal, sans lui donner l'impulsion nécessaire et propre à disséminer l'oxygène dans les dernières ramifications des vaisseaux lymphatiques et des glandes où va se cantonner le virus vénusalgique, avant d'infecter la masse du sang et des humeurs.

Une comparaison aussi juste que sensible, va démontrer aux personnes les plus

étrangères à la science médicale , la vérité des deux assertions que je viens d'é-
mettre sur l'inefficacité du mercure, véhicule passif de l'oxygène , et sur le défaut
absolu d'agent propre à faire jouer à ce
demi-métal son véritable rôle dans l'économie.

Une bouteille sale , dans laquelle a sé-
journé long-temps une huile fétide , une
liqueur corrompue , se rince avec des
grains de plomb. Que doit faire celui qui
veut nétoyer cette bouteille ? Il doit d'a-
bord y introduire la quantité nécessaire
de grains de plomb et d'eau ; ensuite
boucher la bouteille, pour y retenir l'air;
enfin , agiter en tous sens le plomb dans
la bouteille , afin de lui rendre, à la faveur de l'oxygène et du plomb, sa pureté,
sa propreté, sa transparence , en un mot
la rendre inodore.

Combien grande serait à vos yeux la
stupidité de celui qui se contenterait
d'emplir, jusqu'au goulot, de grains de
plomb , la bouteille sale , et de la laisser

dans un coin sans l'agiter, parce qu'il aurait ouï dire, que le plomb a la propriété de nettoyer les bouteilles sales.

Mutato nomine, de vobis fabula narratur hydrargyri laudatores. Vous gorgez vos malades, 1º de mercure, sous forme métallique, et sous forme saline ; 2º de tisanes sudorifiques ; 3º enfin, de tous les remèdes dont se compose la *pharmacopée syphilitique* (l'auteur a voulu dire, *anti-syphilitique*) du TRAITÉ COMPLET. Cependant, que résulte-t-il de cette pratique incomplète ? que le mercure *produit souvent des effets pernicieux, sans guérir la vérole*, dit l'auteur.

Il est vrai que dans les cas désespérés et qui ont résisté au mercure, M. Swediaur a recours à la décoction ultramontaine de Poulini; décoction merveilleuse, qui, pour se rendre de Milan à Paris, franchit impunément les Alpes en toutes saisons ; et après s'être délassée de ses fatigues, chez Mitouart, pharmacien, rue Coquillère, guérit, dit l'auteur, *des ulcères opiniâtres et désespérés, des exostoses, des caries, des maladies de peau, des douleurs dans les os ou autres parties du corps, qui avaient résisté au mercure*; il est bien sûr, ajoute l'auteur, *qu'il n'entre pas de mercure dans sa composition.*

Pourquoi donc se donner la peine de composer une *pharmacopée syphiliti-que*, si la décoction de Poulini, guérit sans mercure, des symptômes *opiniâtres et désespérés?*

Cependant les fanatiques partisans du mercure, vont jusqu'à dire que la sagesse de la nature a placé une mine de mer-cure sous les murs de Montpellier, dans le dessein d'accroître la célébrité de cette moderne Epidaure. C'est du moins ce que donne à entendre Desbois de Rochefort dans sa matière médicale, quand il dit : *On prétend que Montpellier est bâti sur une mine de mercure.*

Pendant mon séjour à Montpellier on

fit en 1781 des réparations considérables à l'école de chirurgie, qui nécessitèrent des recreusemens pour de nouvelles fondations. Lorsque les ouvriers furent parvenus au tuf ou terrain ferme, ils y trouvèrent une si grande quantité de mercure, que j'ai vu des enfans le puiser à coups de chapeaux.

Je puis certifier que le mercure entassé derrière l'école de chirurgie, provenait des excrémens que le public venait déposer tous les jours, depuis un temps immémorial, dans cet impasse. Qu'on creuse encore aujourd'hui dans tous les endroits destinés au même usage, et l'on se convaincra de la vérité de mon observation. Mais revenons à mon sujet. Si le mercure influe d'une manière si pernicieuse sur l'économie par ses émanations et par son seul contact avec les parties extérieures, je laisse à penser quels doivent être les ravages qu'il produit intérieurement, lorsque, nouveau Protée, on l'administre sous toutes les formes? mais ne parlons ici que de la liqueur de Van-Swieten.

Cette préparation dont l'usage est le plus familier, n'est-elle pas des plus dangereuses et des plus perfides ? Et d'abord des plus dangereuses, puisque le sublimé-corrosif est un des poisons les plus actifs, qu'il est toujours imprudent de confier aux jeunes gens qui croient pouvoir doubler et tripler impunément la dose d'un remède aussi limpide que l'eau la plus clarifiée. Cette liqueur est encore la plus perfide, en ce que l'eau distillée ne tient que très-imparfaitement en dissolution cette substance saline, quoique déjà divisée par l'alkool. Elle se précipite au fond de la bouteille, en sorte que les premières cuillerées de cette liqueur sont presque sans effet, tandis que les dernières en produisent de très-funestes. Du reste, voici ce que CARTHEUSER, célèbre auteur de matière médicale, pense du muriate-oxygéné de mercure.

« J'exhorte, dit-il, tout médecin, de

» proscrire l'usage de ce remède corro-
» sif, interne, s'il veut n'avoir rien à se
» reprocher, et conserver sa réputation;
» car les funestes effets de ce médica-
» ment, ne se manifestent pas toujours
» immédiatement après qu'on l'a pris,
» mais le plus souvent long-temps après
» qu'on en a fait usage. » *Unum quem-*
que hortor medicum, ut ab usu hujus
concreti corrosivi interno, semper abs-
tineat, si aliàs conscientiam salvam
et famam illibatam servare velit.
Noxæ enim quas productum hoc in-
terné usurpatum infert, non semper
post primam statim adsumptionem,
sed persœpè post notabile demùm
tempus sentiuntur. Phar. in-4° pag. 192.

Nous ne passerons donc point en re-
vue les innombrables préparations mercurielles qui composent la *pharmacopée-*
syphilitique du TRAITÉ COMPLET, parce
qu'elles ne sont que des variétés des deux
préparations premières du mercure ;
l'une sous forme métallique, éteint dans

un excipient ; l'autre sous forme saline , et d'ailleurs, n'admettant qu'une maladie de Vénus, nous n'avons pas besoin d'un si grand luxe pharmaceutique. Nous ne réimprimerons pas ici les formules des tisanes , des robs , des sirops , des poudres , des bols , des pilules , des dragées dont la mode a fait ou fera justice, parce que leur base est le mercure qui n'a jamais guéri , et qui ne guérira jamais le mal de Vénus , dont voici le vrai remède.

CHAPITRE V.

De l'oxygène, seul et vrai spécifique de la vénusalgie.

L'oxygène est un des agens les plus puissans de la nature. Il forme la partie respirable de l'air, et entre pour un tiers dans le poids de l'atmosphère. PRIESTLEY qui l'a découvert le premier, lui a donné le nom d'air déflogistique. Le gaz oxygène

est invisible , inodore , élastique et pesant. Sa base est le principe de l'acidité.
Les propriétés chimiques qui distinguent
le gaz oxygène de tout autre fluide élastique sont, de hâter la combustion des
corps qui en sont susceptibles, et de favoriser la respiration des animaux.

L'atmosphère est donc composée de
deux parties de gaz azotique, ou d'azote :
et d'une partie de gaz oxygène , ou
d'air déflogistiqué , suivant PRIESTLEY ;
d'air de feu , suivant SCHEELE, ou d'air
pur , suivant DELAMÉTHERIE.

Les corps qui brûlent et les animaux
qui respirent , enlèvent continuellement
le gaz oxygène à l'atmosphère, et ne lui
en restituent jamais, en sorte que l'air serait bientôt épuisé de ce principe de la
vie, si la nature n'avait pourvu au moyen
de le renouveler à tout instant.

Le gaz oxygène qui entre dans nos
poumons , s'y décompose , et en sort
tout différent. Il ne peut plus être res-
piré. Il éteint les bougies , et suffoque les

animaux. C'est un autre gaz, connu sous le nom d'acide carbonique. La combustion opère les mêmes phénomènes, et décompose l'air atmosphérique, en lui enlevant le gaz oxygène.

Lavoisier a déterminé, le premier, quels changemens chaque respiration apporte dans la proportion de ces gaz. Lavoisier est le premier qui a expliqué d'une manière satisfaisante, ce qui se passe pendant l'oxydation des métaux. Lorsqu'on fait passer l'oxygène dans un corps, cette opération se nomme oxygénation, ou oxydation. On peut, par l'action du calorique et de la lumière, transmettre l'oxygène d'un corps dans un autre. Mais avant de nous occuper des minéraux, parlons des végétaux.

Nous venons de voir le gaz oxygène consommé par la combustion et par la respiration des animaux, comme aliment du feu et de la vie; le contraire a lieu dans les végétaux. Loin d'enlever l'oxygène à l'atmosphère, les végétaux lui en fournissent continuellement, et le renouvellent sans cesse en le purifiant. De là vient que l'air de la campagne est si pur au printemps, saison où l'oxygène s'échappe par flots du sein des végétaux ; époque où la végétation est dans toute sa force ; où la sève de la vie circule avec plus de rapidité dans tous les corps organisés : temps heureux, où tout aime, tout pousse tout se reproduit dans les règnes de la nature. De là, cet amour instinctif, ce goût inné que nous avons tous pour les fleurs, dont les gens du peuple même, parent à grands frais leur modeste réduit. Qu'on nous dise après cela qu'un minéral froid, pesant, le plus funeste des métaux, a plus d'analogie avec le seul remède du mal de Vénus, que les végétaux saturés d'oxygène !

Lavoisier prit une quantité déterminée de mercure, le plus oxydable de tous les métaux, et l'exposa à l'action de la chaleur, dans un appareil convenable. Il s'apperçut qu'après l'ébullition, le métal se recouvrait d'une poussière brune, qui devenait rouge à mesure qu'elle augmentait. Il parvint, par ce procédé, à convertir tout le mercure en poudre rouge, connue des chimistes sous le nom d'oxyde rouge de mercure. Il pesa cette poudre, et vit que le métal, en changeant de nature, avait augmenté de poids. Il soumit ensuite cet oxyde rouge à une forte chaleur, dans un vaisseau convenable, qui communiquait sous une cloche à l'appareil pneumato-chimique. Bientôt le métal reprit sa première forme, redevint du mercure coulant, et la cloche se remplit d'air. Cet air bien examiné se trouva du gaz oxygène, mêlé avec une très-petite quantité de gaz azotique. La portion du gaz oxygène ayant été pesée, se trouva égale au poids qu'avait acquis le métal, pendant sa calcination.

Il est évident que, durant cette opération, le mercure décompose le gaz oxygène, en absorbe la base, qui augmente son poids, et qu'en restituant du calo-

*

rique et de la lumière à la base du gaz oxygène, elle reprend son état élastique et abandonne le métal, qui revient alors à sa première forme.

De ces faits incontestables, je con-clus :

1° Que le mercure seul, administré soit extérieurement, soit intérieurement, sous forme métallique, ou sous forme saline, ne peut être le remède d'un vi-rus avec lequel il n'a aucune analogie, et contre lequel il n'a d'action ni connue, ni probable.

2° Que le virus vénusalgique essentiel-lement putride, ainsi que ses effets le démontrent, n'a pas de remède plus spé-cifique que l'oxygène, principe de l'aci-dité.

3° Que dans l'état actuel de la science, l'oxygène manquait d'un véhicule homo-gène, d'un agent assez actif, assez énergi-que, pour le pousser dans les dernières ramifications des vaisseaux artériels, veineux et lymphatiques, siége de la vénusalgie; et c'est ce véhicule , cet agent héroïque , que j'ai découvert dans la DIANE, et dont les succès d'une pratique journalière démontrent l'efficacité.

CHAPITRE VI.

De la Diane, et de ses effets dans le traitement de la vénusalgie.

Il existe dans le règne végétal une plante, que les botanistes ont classée, par analogie, dans une famille étrangère à sa propriété spécifique , faute d'avoir, dans leur science, un moyen analytique pour reconnaître la vertu médicale de chaque végétal. Mais faut-il s'en étonner, quand dans le règne animal , tant d'individus se trouvent classés, par le hasard de la naissance , dans des familles, dont ils n'ont ni les vertus, ni les talens.

J'ai donné à cette plante le nom de l'animal qui découvrit par instinct sa vertu vénusalgique , afin de m'assurer la propriété d'une découverte précieuse à l'humanité souffrante.

La diane n'est point le remède de la vénusalgie. Ce végétal n'est que le véhicule et l'agent de l'oxygène. Il remplace avec avantage le mercure, sans avoir aucun des dangers, aucune des propriétés malfaisantes de ce demi-métal. Voici ce qui a donné lieu à cette découverte.

En 1804, je m'inoculai moi-même involontairement la vénusalgie, en accouchant, dans mon amphithéâtre, sous les yeux de mes élèves, une femme infectée de cette peste au plus haut degré. Ce jour là, je m'étais fait une égratignure assez profonde à la main gauche, et, faute de précaution, je m'inoculai le virus, qui peu de jours après se manifesta à la partie interne et moyenne de l'avant-bras. Il me suffira de dire, pour donner une idée de la gravité du mal, que j'ai vu, que j'ai touché le périoste de l'*humerus*. La cicatrice actuelle, avec déperdition de substance, ne diffère aucunement de celle qui a lieu par l'effet d'une brûlure.

La saignée, les bains, les tisanes, les frictions mercurielles sagement admi-nistrés de quatre en quatre jours, une diète rigoureuse, rien ne fut omis; mais le mercure ayant porté le virus vénusal-gique à la bouche, malgré les doux pur-gatifs employés pour le repousser, il y manifesta sa présence par la salivation, et par un ulcère qui affecta la partie an-térieure de la mâchoire supérieure. Les deux dents incisives et la canine du côté droit de cette mâchoire commencèrent à vaciller dans leurs alvéoles, et à force de les porter tantôt en avant, tantôt en ar-rière, je sentis que la portion de la mâ-choire supérieure qui embrassait les trois alvéoles, se détacherait entièrement avec les trois dents déjà ébranlées.

Après en avoir acquis la certitude par le mouvement de ginglyme, ou de char-nière que je faisais exécuter à cette por-tion d'os, à la faveur des deux dents inci-sives et de la canine, je me déterminai à en faire l'extraction, quelque douloureuse qu'elle pût être, pour ne pas donner au virus le temps d'attaquer les os du palais et du nez. Voici comment je procédai à cette extraction.

Je me renfermai dans ma chambre avec une personne de confiance intelligente, pour me donner tous les secours dont j'aurais besoin; et après m'être assis devant une glace, je coupai d'abord longitudinalement les gencives avec la pointe d'un bistouri. Je séparai ensuite des deux côtés la portion antérieure et mobile de la mâchoire supérieure, des deux portions latérales fixes, et rassemblant toutes mes forces, je fis l'extraction de la portion de la mâchoire affectée, et des trois dents renfermées dans leurs alvéoles, et parfaitement saines.

Il sortit de la plaie une grande quantité de sang noir et fétide, dont je favorisai l'écoulement avec l'eau chaude; ensuite je détergeai la plaie avec l'oxycrat et le miel rosat.

Les deux portions d'os de la mâchoire supérieure restèrent unies par leur lien naturel, et les alvéoles de la portion d'os affectée se séparèrent des alvéoles voisines aussi régulièrement que si la nature eût fait de chacune d'elles une pièce distincte de l'arcade alvéolaire. Enfin, ce qui étonne les gens de l'art les plus ex_périmentés qui ont vérifié le fait, c'est que l'extraction de toute la partie anté-rieure de l'os de cette mâchoire ait pu être faite impunément, je veux dire sans la moindre altération , soit de l'organe de la voix , soit de la prononciation dis-tincte des mots; et conséquemment sans la moindre lésion de la voûte palatine , ainsi que peuvent l'attester les personnes qui m'ont entendu plaider au tribunal de première instance du département de la Seine.

Contre un mâle orateur dont les talens naissans
Ont remporté le prix à soixante et dix ans.

Cependant les funestes effets du mercure, m'avaient inspiré une telle horreur pour ce demi - métal ; que j'embrassai d'abord avec transport les méthodes végétales de Mitié et de Poli de Blanchet, puisées dans le règne végétal, le plus riche en oxygène. Mais tant de tisanes chaudes, en délabrant de jour en jour mon estomac, me faisaient acheter bien cher une guérison incertaine. J'abandonnai donc leur mode de traitement, pour aller chercher aux sommets du Jura, des monts de l'Helvétie et des Alpes, patrie des végétaux, cet agent si nécessaire au spécifique du mal de Vénus et qui mieux que le mercure pût servir de véhicule à l'oxygène, et le disséminer dans les dernières ramifications des vaisseaux capillaires.

Je ne retracerai point ici l'histoire de la découverte de la Diane, dont j'ai donné le détail dans mon TRAITÉ DE LA VÉNUSALGIE et dans ma VÉNUSALGIADE, poëme en vers français et en quatre chants (1). Je ne me suis proposé dans cette courte instruction que d'exposer ma méthode curative, et c'est ce que je vais faire en peu de mots.

CHAPITRE VII.

Traitement de la vénusalgie, par le seul usage des feuilles et de la racine de Diane, sans bains, sans tisanes, sans un atôme de mercure.

1° Appaiser l'inflammation dans la première période de la maladie; 2° fondre les humeurs coagulées par le virus vénusalgique ; 3° les évacuer à mesure qu'on les fond ; 4° purifier la masse du sang et des humeurs, en disséminant l'oxygène dans tout le système des vaisseaux sanguins et lymphatiques : telles

—————

(1) A Paris, chez Patris, imprimeur-libraire rue de la Colombe, n.° 4, quartier de la Cité.

sont les indications à remplir dans le traitement de la maladie de Vénus.

1o L'inflammation est un symptôme terrible, lorsqu'elle est portée à l'excès par l'acrimonie du virus vénusalgique, ou par l'irritabilité des parties affectées dans le coït. Elle a l'activité du feu. Dire qu'on a trouvé le lendemain, la verge du malade gangrénée dans le cataplasme émollient, qu'on avait appliqué la veille, c'est donner une juste idée de la rapidité des progrès de l'inflammation vénusalgique.

Nous croyons donc qu'il est de notre devoir de donner à nos lecteurs, qui ne seraient point à portée de recevoir de prompts secours, les moyens les plus efficaces, d'appaiser dans le principe l'incendie des parties génitales causé par le virus.

Dès que le malade éprouve en urinant une chaleur considérable dans le canal de l'urètre, ce que le vulgaire a désigné par le mot *chaude-pisse*; si la verge se courbe, ce qu’on entend par *chaude-pisse cordée*, parce qu’alors le canal de l’urètre enflammé, en se contractant sur lui-même, se tend comme une corde, et courbe la verge en arc; le malade doit sur-le-champ appliquer huit à dix sang-sues à la partie interne de la cuissse, et le plus près possible du foyer du mal : entretenir les piqûres ouvertes avec l’eau bien chaude, et favoriser ainsi l’écoulement du sang, jusqu’à ce qu’il éprouve un soulagement sensible, qu’il n’obtiendrait que très-lentement, et peut-être trop tard par les bains et les tisanes rafraîchissantes. A défaut de sangsues, il faut avoir recours à la saignée du bras.

Immédiatement après la saignée, on appliquera sur les parties génitales et sur le périnée, jusqu’à l’*anus*, le cataplasme suivant :

Prenez. De vin et d’huile d’olive, de chaque une cuillerée. Un œuf, le blanc et le jaune. Mêlez et ajoutez, quantité

suffisante de farine de graine de lin , jusqu'à consistance de cataplasme, que
vous appliquerez froid, sur les parties en-
flammées. Pour empêcher le dessèche-
ment du cataplasme , on l'humecte extérieurement avec l'eau tiède de graine
de lin.

La seule boisson du malade , jusqu'à
ce que l'inflammation soit appaisée, doit
être le petit-lait , et à son défaut une
légère limonade , ou du sirop d'orgeat.

Un des symptômes les plus ordinaires
de la vénusalgie, est un écoulement muqueux jaune ou verdâtre , qui se manifeste peu de jours après un coït impur ,
chez les hommes par le canal de l'urètre,
et chez les femmes par le vagin.

Cet écoulement urétral, ou vaginal
qui ne diffère du *coriza*, ou écoulement
muqueux des narines , que par son siége
et l'acrimonie du virus vénusalgique ,
cet écoulement, dis-je, inquiète beaucoup
les jeunes gens qui ont souvent intérêt
de cacher les traces de la maladie dont

ils sont atteints ; et dans l'impatience où ils sont de l'arrêter , ils s'adressent à des charlatans qui leur prescrivent des injections astringentes, dans le canal de l'urètre , sous prétexte que la blennorrhagie est une maladie locale. C'est bon à dire à des enfans ; mais des personnes raisonnables sentent bien que cet écoulement muqueux n'est qu'un symptôme plus ou moins grave d'une maladie putride , qu'il faut combattre intérieurement pour faire disparaître sans retour les symptômes qui la caractérisent. Les personnes raisonnables sentent bien , qu'il n'y a pas moins de danger à repercuter l'humeur blennorrhagique de l'urètre , qu'il y en aurait à repercuter l'humeur muqueuse des narines dans le rhume de cerveau.

Il est bon de prévenir les malades dupes du charlatanisme, que c'est toujours aux dépens de la substance du canal de l'urètre , que les injections astringentes opèrent ces cicatrices prématurées , et que tôt ou tard ; ils ne pourront uriner qu'à l'aide de sondes et de bougies, tandis que le sang et la masse entière des humeurs ne seront que plus infectés du virus vénusalgique, faute d'avoir subi un traitement méthodique.

Vous ne croyez donc pas que la blennorrhagie soit une maladie locale ? me disait dernièrement un médecin partisan de ce système. Non sans doute, La blennorrhagie est un feu, qui couve et se propage de proche en proche dans toutes les parties du corps, lorsqu'on se contente de l'étouffer dans l'urètre ou dans le vagin, par des injections astreingentes.

Cependant lorsque la blennorrhagie se prolonge au-delà du terme ordinaire, même après avoir pris les trente doses de diane ; alors on peut sans danger arrêter un écoulement qui deviendrait chronique, et pour le faire avec succès, on emploie intérieurement les potions balsamiques, et extérieurement les injec-

tions toniques , pour hâter la cicatrisa-
tion du canal de l'urètre.

Quelquefois l'écoulement est supprimé
par l'effet d'un mauvais traitement , par
un exercice trop violent à pied ou à cheval , par le seul mouvement d'une voi-
ture derrière , laquelle un domestique
monte imprudemment ; par l'effet d'un
mauvais régime. De là la tension douloureuse des cordons spermatiques ; des
tumeurs aux testicules ; d'une métastase
subite de l'humeur blennorrhagique
dans les bourses; ce qu'on entend vulgairement par *chaude-pisse tombée dans
les bourses.*

Le meilleur conseil que je puisse
donner ici aux malades de Vénus , est
d'appaiser l'inflammation , d'entretenir
la plus grande propreté dans les parties
affectées ; de préserver du contact du
virus , celles qui ne le sont pas ; de tenir
la verge pendante , afin de faciliter l'é-
coulement ; de faire usage d'un suspen-
soir ; enfin, d'avoir recours à un méde-

cin expérimenté, avant que le mal puisse faire des progrès.

2° Fondre, avons nous dit, est la deuxième indication à remplir dans le traitement du mal de Vénus. Pour fondre, il suffit d'augmenter le mouvement des solides, non seulement des grandes masses qui portent ce nom, mais encore des élémens organiques qui les constituent. Avant même d'être absorbé dans la masse entière des humeurs, le virus vénusalgique tend à les coaguler partout où il se trouve en contact avec elles, soit dans les glandes, soit dans le tissu cellulaire. Les bubons et les autres tumeurs qui surviennent aux aines, aux aisselles, au cou, sont autant de symptômes qui démontrent la nécessité de remplir cette seconde indication.

3° Quant à la troisième, celle d'évacuer; la nécessité de remplir cette indication est si évidente dans toute maladie putride, qu'elle peut se passer de démonstration.

4° Enfin , disséminer l'oxygène dans toutes les parties du corps, en lui servant de véhicule et chasser le mercure par les premières voies, telle est la quatrième indication que remplit la diane d'une manière insensible pour les malades, puisque plusieurs d'entre eux , qui avaient subi jusqu'à cinq traitemens mercuriels , ou *blanchissages* , soit intérieurs , soit extérieurs , ont retrouvé le mercure coulant au fond de leur chaise percée.

En trente jours, la maladie de Vénus sera radicalement guérie , si des circonstances indépendantes du traitement ne viennent en certains cas en prolonger la durée, telles que l'épuisement des forces vitales d'un malade , après plusieurs traitemens infructueux ; l'état de grossesse ; l'écoulement des règles , voilà des cas particuliers , qui exigent un laps de tems plus considérable. *La lettre tue et l'esprit vivifie.* En deux mots, nous garantissons la guérison de la maladie avec trente prises de diane , et nous signons notre engagement: que peut-on faire, que peut-on exiger de plus? Du reste, ce n'est point interrompre un traitement, que d'y employer le tems nécessaire dans l'intérêt des malades.

Le plus difficile, à mon avis, n'est pas de traiter avec succès une maladie dont on a découvert l'origine, la cause et le remède; mais de fortifier les malades au lieu de débiliter leur estomac. Ce serait en effet leur faire acheter bien cher la guérison que de ne la leur procurer qu'aux dépens de l'énergie vitale de ce roi des viscères.

Les malades de Vénus sont plus forts après le traitement, qu'ils ne l'étaient auparavant, malgré les nombreuses évacuations que leur procure la racine de diane, preuve incontestable que ce végétal n'agit que sur le virus.

Nous ne prescrivons aux malades ni tisanes sudorifiques, ni bains chauds, qui ne pourraient que développer en eux la putridité, et contrarier l'effet de

l'oxygène propre à la neutraliser, puisqu'il est le principe de l'acidité.

La meilleure des tisanes et des bois-
sons ordinaires, est un tiers de vin, sur
deux tiers d'eau. L'eau est le premier
dissolvant de la nature. Deux tiers d'eau
et un tiers de vin, forment une boisson
rafraîchissante acidulée, anti-putride et
conséquemment homogène avec le spécifique de la Vénusalgie. Faut-il s'étonner
après cela de voir les blennorrhagies
devenir chroniques par le seul usage
des tisannes chaudes qu'ordonnent à
leurs maladesles docteurs herboristes de la
capitale, en possession de traiter les MA-
LADIES SYPHILITIQUES OU VÉNÉRIENNES.

Le traitement complet de la vénusalgie consiste en quinze prises de feuilles
et en quinze prises de racine de diane.

Les feuilles sont fondantes, diaphoré-
tiques et légèrement diurétiques. Leur
effet est sensible par les urines et la
transpiration qu'il ne faut jamais confon-
dre avec la sueur.

La racine de diane est purgative et n'agit que sur le virus vénusalgique, ainsi que l'attestent les couleurs jaunes ou verdâtres des évacuations.

Le premier jour du traitement le malade prend uu paquet blanc de feuilles de diane ; le second jour, un paquet bleu de racine, et ainsi de suite alternativement, un paquet blanc et un paquet bleu, jusqu'à la fin du traitement.

Les paquets blancs se prennent dans quatre verres d'eau ou de légère limonade, dans le courant de la journée, une heure avant ou après le repas. Il faut avoir soin d'agiter la bouteille chaque fois qu'on prend un verre de cette boisson, parce que la poudre n'est pas parfaitement soluble.

Les paquets bleus se prennent immédiatement avant de déjeûner. On met tout le paquet dans une demi-tasse de chocolat, ou de café au lait, ou de bouillon gras, ou d'eau sucrée, et on déjeûne immédiatement après l'avoir prise.

Chaque fois qu'on va à la garde-robe on boit un tiers de vin sur deux tiers d'eau.

Cette poudre végétale flatte la vue, l'odorat et le goût, de l'aveu même des personnes qui ont le plus de répugnance pour les médicamens.

L'auteur n'a pas besoin de voir les malades de Vénus pour les traiter, il lui suffit de connaître, 1° leur sexe ; 2° leur âge ; 3. leur constitution physique ; 4° s'ils sont français ou étrangers ; 5° le nombre de traitemens qu'ils ont subis ; 6° l'époque précise de l'invasion de la maladie actuelle ; 7° enfin, les signes, ou symptômes qui la caractérisent ; tels que la blennorrhagie jaune ou verdâtre, les chancres, les bubons, les poireaux, etc. Avec ces simples renseignemens, il traite méthodiquement les malades de Vénus, à deux cents lieues de la capitale.

Une instruction manuscrite, indique à chaque malade le traitement des signes caractéristiques du mal dont il est atteint; et ne lui laissant rien à désirer, d'aprés les renseignemens qu'elle a fournis, elle le conduit comme par la main au but de ses désirs, la santé la plus parfaite qu'il ne tiendra qu'à lui de conserver telle le reste de sa vie, en prenant une seule prise de racine de diane chaque mois. Cette sage précaution tient lieu d'un vésicatoire, ou d'un cautère dégoûtant et douloureux.

Le régime des malades de Vénus consiste en général à ne se nourrir que de choses saines et de facile digestion, telles que la soupe grasse, le bouilli, le rôti. A s'abstenir de ragoûts, de viandes noires salées, ou épicées, de pâtisseries, de salade, de fruits crus, à l'exception de raisins bien mûrs, qui tiennent le ventre libre, et sous ce rapport conviennent à tous les malades de Vénus. La boisson ordinaire se compose d'un tiers de bon vin et de deux tiers d'eau. Mais il faut se priver absolument de vin pur, de café à l'eau et de liqueurs fermentées. Bacchus n'est pas moins redoutable que

Vénus durant le cours du traitement. Il faut se prémunir contre le froid rigoureux, la pluie et surtout l'humidité des pieds.

Plusieurs malades de Vénus domiciliés à une très-grande distance de Paris, nous ont invité à réparer dans l'intérêt public, une omission essentielle, celle d'indiquer, dans une prochaine édition le prix du traitement, afin d'éviter tout retard et de ne pas donner au mal le tems de faire des progrès. Nous nous rendons d'autant plus volontiers à leurs désirs, que le traitement complet est si peu dispendieux, que le prix ne saurait être un obstacle à la guérison des personnes les moins fortunées.

Les trente prises de diane, coûtent trente francs à Paris ; trente-cinq francs, jusqu'à cent lieues de la capitale, et quarante francs au-delà de cent lieues (*port payé au bureau des diligences, rue Notre-Dame des Victoires, où l'on sait qu'une boîte d'une livre paye autant qu'un paquet de dix livres pesant.*

Les malades ne sont pas tenus de prendre tout le traitement à la fois. On leur vend en détail le nombre de prises qu'ils désirent, à raison de un franc la prise ; ce mode de payement a paru convenir au jeunes gens. *Qui potest majus, potest minus ; nec vice versâ.* Qui peut le plus, peut le moins ; le contraire n'a pas toujours lieu.

Comme la diane n'est point un moyen banal de guérison, ou comme on dit vulgairement, *une selle à tout cheval*, et que son usage doit être modifié, suivant le sexe, l'âge et le tempéramment du sujet auquel on l'administre, on ne peut se procurer cette poudre végétale qu'en s'adressant au médecin qui en a fait la découverte, et qui par une longue suite d'expériences sur lui-même et sur les victimes de Vénus, peut en garantir l'efficacité. Il n'existe donc de dépôt de la diane qu'à Paris et chez l'auteur.

Les lettres et l'argent doivent être adressés (francs de port :)

A monsieur Sacombe, médecin, quai des Grands - Augustins n° 37 à Paris. Ou seulement;

A monsieur Sacombe, quai des Grands-Augustins, n° 37; de peur que la qualité de *médecin*, ne rendit la correspondance suspecte à MM. les directeurs des postes, ou aux parens et amis du malade, surtout dans les petites communes, dont tous les habitans se connaissent.

M. le docteur Sacombe a l'honneur de prévenir le public, qu'il donne tous les jours audience aux personnes atteintes de maladies chroniques (les dimanches exceptés.)

Il répond sur-le-champ aux lettres, satisfait aux demandes, et envoie ses consultations manuscrites dans le plus court délai possible.

Ses correspondans sont priés d'écrire leur nom et leur adresse bien lisiblement afin d'éviter toute erreur.

OUVRAGES

DU

DOCTEUR SACOMBE,

Publiés à Paris, à Nismes, et à Bordeaux, depuis 1791, jusqu'en 1819.

Vitam impedere vero.
(Juv.)

1o LE MÉDECIN-ACCOUCHEUR, dédié à l'Assemblée Constituante, qui en agréa l'hommage, et accorda à l'auteur les honneurs de la séance; in-12 de 310 pages; chez Croullebois, libraire, rue des Mathurins, no 32.

2o AVIS AUX SAGES-FEMMES; in-8o de 120 pages.

3o LA LUCINIADE, poëme en huit chants, in-8o de 120 pages.

4o OBSERVATIONS sur la GROSSESSE, le *Travail* et la Couche; in-8o de 332 p.

5o ENCORE UNE VICTIME de l'opération césarienne; in-8o de 64 pages.

6o APPEL A L'INSTITUT DE FRANCE; in-8o de 64 pages.

7o LA LUCINIADE, poëme en dix chants. 2me édition; in-12 de 263 pages.

(103)

8º Les douze Mois de l'école anti-césarienne ; in-8º de 256 pages.

9º La Luciniade, troisième édition ;
in-12 de 240 pages ; chez la veuve
Courcier.

10º L'Art de la Teinture, par Ho-
massel ; rédigé et publié par le Dr Sacombe.

11º Elémens de la science des accouchemens ; in-8º de 456 pages.

12º Plus l'Opération césarienne ;
in-8.º de 196 pages.

13º. La Lucine française ; trois
volumes in-8, de 576 pages chacun.

14º La Vénusalgie, ou Maladie de
Vénus ; in-12 de 270 pages.

15º La Luciniade, quatrième édition ; in-8º de 320 pages ; à Nismes.

16º Vénus et Adonis ; in-18 de 180
pages ; à Bordeaux.

17º Résurrection du Dr Sacombe ;
in-8, de 156 pages.

18. L'Echo-Médical ; in-8º de 576
pages ; à Paris, chez Chevalier, libraire,
rue Hautefeuille, nº 3.

DECOUVERTES

DU

DOCTEUR SACOMBE,

*Relatives à la science des accouche-
mens, affranchie des opérations Césarienne et nubio-Symphysienne.*

Diram qui contudit Hydram.
(HOR.)

1o **Son** rêve sur la génération, durant
lequel la nature lui a dit : « Je n'ai qu'un
» seul et même mode de reproduction
» pour les individus des trois règnes ; »
rêve qui paraît avoir consolé les physiciens d'une vérité cachée au fond du
puits.

2o L'absurdité du système de la super-
fétation, démontrée par l'origine du
Placenta.

3o Les hermaphrodites n'existèrent
que dans l'imagination des auteurs de
cette fiction.

4° Situations successives de l'enfant dans la matrice, à trois différentes époques de la grossesse, sans *culbute.*

5° La cause des bonnes et des mauvaises grossesses.

6° Le signe patognomonique du dernier terme de la grossesse.

7° L'opposition des diamètres sur les parties dures ou osseuses, et sur les parties molles ou charnues.

8° L'usage propre des diamètres moyens ou obliques, et leur situation.

9° Le *travail* insensible et le *travail* sensible de l'enfantement.

10° Le mécanisme de l'accouchement naturel et laborieux de l'enfant à terme, par la tête et par les pieds, soumis à une démonstration mathématique.

11° Les avantages de la structure du nez, en partie osseux et en partie cartilagineux, pour l'exécution du mécanisme de l'accouchement naturel ou laborieux par la tête et par les pieds.

12° Les accouchemens *contre nature* ne proviennent que d'une erreur typographique : on a dit accouchemens au lieu d'accoucheurs.

13° La tête de l'enfant à terme encore imparfaite, cartilagineuse et ductile, franchira toujours le bassin , sa filière naturelle , grâce à la découverte du mécanisme de l'accouchement.

14° Le détroit supérieur du bassin de la mère change la configuration , sans rien perdre de son plan géométrique.

15° Le détroit supérieur du bassin de la mère, filière naturelle déla tête de l'enfant à terme, n'a jamais moins de deux pouces et demi d'étendue dans son petit diamètre. Un fameux imposteur voulut faire une soustraction de huit lignes à ce diamètre, pour justifier la pratique de deux opérations césariennes, et Giraud, témoin oculaire de ces deux meurtres, Giraud , chirurgien en second de l'Hôtel-Dieu à Paris , lui dit , à la face de l'Europe savante, *mentiris impudentissimè*, et l'Echo n'a eu qu'à répéter *impudentissimè*.

16° La manière de connaître le vice du détroit supérieur du bassin , sans pratiquer le *toucher*, et à vingt pas de la femme rachitique.

17° La manière de terminer tout accouchement sans instrumens et sans opérations , celui même que l'Ecole de médecine de Paris aura jugé dans sa sagesse interminable par la voie naturelle.

18º Les mains gigantesques de l'accoucheur, son ignorance du mécanisme *sa-combien*, voilà les deux seules causes de l'impossibilité (prétendue) de l'accouchement par la voie naturelle. Que le Gouvernement dise : *Fiat lux et lux fiet..... Fiat volontas ejus !..... Intereà patitur justus , et nuda frigore torpet veritas.*

19º La myologie génitale.

20º Les moyens médicaux substitués aux moyens mécaniques.

21º Le seul cas où l'impéritie rend l'application du *Forceps* nécessaire. Manière d'appliquer ce terrible instrument.

22º L'origine du *Placenta*.

23º Le *Placenta* n'est jamais adhérent. On a confondu l'adhésion avec l'adhérence. Démonstration de cette erreur.

24º Le moyen de prévenir ou d'arrêter l'hémorrhagie utérine sans *tampon*.

25º Le moyen de prévenir ou de calmer les convulsions durant le *travail*.

26º Le mécanisme de l'ascension du lait.

27º Le moyen de prévenir ou de guérir radicalement les maladies laiteuses.

28º L'opération césarienne n'a jamais

eu et n'aura jamais de succès. Ce monstre chirurgical est l'effroi de l'humanité. L'Angleterre fut son berceau. L'Espagne vient de le repousser avec horreur. La France sera son tombeau, sous le règne d'un Prince éclairé, sensible, humain, qui frémira le jour où la vérité lui présentera la liste des victimes humaines tombées impunément sous le couteau césarien, depuis plus de trois siècles.

29. L'opération pubio-symphysienne, loin de faciliter l'accouchement, y met un plus grand obstacle. C'est le coup d'essai d'un ignorant, et le tour de force d'un charlatan........ Laissons en paix sa cendre........ L'horrible attentat commis sur sa personne, et l'impunité de l'assassin échappé jusqu'à ce jour au glaive de la loi, attestent assez aux yeux de l'Europe médicale, que le Dieu de toute vérité ne laisse jamais le mensonge impuni.

(*Nota.*) Les découvertes ci-dessus énoncées sont développées dans les ouvrages dont nous avons donné la liste, pages 102 et 103 de cet opuscule.

Les lettres et les paquets, *non affranchis*, ne me parviennent pas.